COME FARE TRATTAMENTI NATURALI PER LA PSORIASI

ALLEVIARE IL DOLORE DELLA PELLE, DELLE UNGHIE, DELLA TESTA, DELLE ASCELLE E DI TUTTO IL CORPO DI TUTTI I TIPI DI PSORIASI

Jessy M. Brown

Indice dei contenuti

Introduzione Psoriasi

La psoriasi è una malattia che colpisce molti milioni di persone in tutto il mondo e diversi paesi sviluppati riportano tassi di incidenza notevolmente simili.

Ad esempio, negli Stati Uniti, il tasso di psoriasi grave segnalato va dal 2% al 3% della popolazione, mentre in Australia la malattia colpisce anche circa il 2% della popolazione.

Inoltre, alcuni suggeriscono che fino al 20% della popolazione statunitense può avere qualche forma di psoriasi, da molto lieve a grave, e che forse ben 4,5 milioni di persone possono avere psoriasi grave.

Inoltre, è stato riportato che 150.000 nuovi casi di psoriasi vengono segnalati ogni anno solo negli Stati Uniti, quindi se si presume che la psoriasi sia prevalente in altri paesi come negli Stati Uniti, si tratta chiaramente di un problema significativo su scala globale.

Per chi soffre di psoriasi, c'è un paradosso di "buone notizie e cattive notizie" con cui la maggior parte di queste persone hanno già imparato a vivere.

La buona notizia è che, da un lato, la psoriasi non è una condizione pericolosa per la vita (anche se è stato suggerito che la condizione aumenta il rischio di infarto). Tuttavia, il fatto che la psoriasi può portare molta miseria sia ai malati che alle loro famiglie non è una condizione che può essere ignorata.

Inoltre, poiché può diventare molto più sgradevole e dolorosa, la psoriasi è una malattia che i pazienti devono curare.

Come per qualsiasi condizione medica o malattia, ci sono molti modi diversi di trattare la psoriasi: alcuni sono dipendenti dalla droga, mentre altri sono completamente naturali. E, naturalmente, ne consegue quasi sempre che il trattamento di qualsiasi condizione medica è naturalmente il modo migliore per fare le cose se tali trattamenti saranno appropriati ed efficaci.

Lo scopo di questo libro è quello di esaminare cosa è la psoriasi e cosa la causa in modo più dettagliato, prima di esaminare i diversi modi di trattare la condizione.

Armato di queste informazioni, si dovrebbe essere in grado di considerare e decidere se l'uso di farmaci è una buona idea per il trattamento della propria condizione di psoriasi o se l'uso di metodi naturali al 100% per il trattamento della propria condizione è un'idea migliore.

➤ *Che cos'è la psoriasi?*

La psoriasi è una malattia infiammatoria della pelle che non è contagiosa.

Ci sono cinque diversi tipi di psoriasi, il più comune dei quali è la psoriasi della placca, una forma che colpisce circa l'80%

dei malati di psoriasi. Questa particolare forma di psoriasi (nota anche come "psoriasi vulgaris", che significa "comune") appare spesso come macchie rosse in rilievo della pelle, spesso ricoperte da una scala bianco-argento.

Queste macchie cutanee, note anche come placche (da cui il nome della condizione) o lesioni, si trovano più comunemente su gomiti e ginocchia, cuoio capelluto, o a volte nella parte bassa della schiena della persona che le ha.

Detto questo, non sono limitati a queste particolari aree del corpo e possono comparire ovunque sulla testa, sul torso o sulle estremità.

Gli altri tipi meno comuni di psoriasi sono:

- Psoriasi gutta che è caratterizzata da piccole macchie rosse sulla pelle. Questa particolare forma di psoriasi si sviluppa più comunemente nei bambini o negli adolescenti che hanno una storia di infezioni da streptococco;

- **_Psoriasi eritrodermica_** in cui il paziente soffre di arrossamenti generalizzati, prurito intenso e spesso dolore. Questo è il tipo meno comune di psoriasi che colpisce tra l'1% e il 2% delle persone affette da psoriasi, il che è un bene, in quanto questo particolare tipo di psoriasi può, nei casi più estremi, essere potenzialmente letale. Ciò è dovuto al fatto che nei casi più gravi, gran parte della pelle viene versata, il che significa che ci sono aree di carne esposta e non protetta che potrebbero essere soggette a infezioni (spesso rispetto a quelle con ustioni molto gravi);

- **_La psoriasi inversa si verifica_** quando il paziente può trovare piccole lesioni rosse e lisce che si formano nelle pieghe cutanee del corpo, dove condizioni calde e umide (come nelle ascelle, nella zona genitale, ecc.) favoriscono la formazione di placche di contatto lisce e non squamose, ma che tuttavia si fanno male quando vengono toccate; e

- *La psoriasi pustolosa* è caratterizzata dalla presenza di macchie rosse al centro delle quali possono essere presenti pustole bianche. Questo tipo di psoriasi si manifesta in meno del 5% delle persone affette da psoriasi e di solito si manifesta solo negli adulti.

Indipendentemente dal particolare tipo di psoriasi che un individuo soffre, di solito causa almeno un grado di disagio che in alcuni casi può variare da lieve a grave dolore. Per chi soffre di psoriasi, è un dato di fatto della loro vita che la loro pelle prude quasi sempre, e che spesso può anche screpolarsi e sanguinare.

Nei casi più gravi, il dolore sofferto da una persona affetta da psoriasi può essere abbastanza significativo da impedirle di svolgere le attività quotidiane, rendendo estremamente difficile il sonno stabile.

In termini medici, il trattamento che gli operatori sanitari e altri medici raccomanderebbero per la psoriasi dipenderà in gran parte dalla gravità della condizione in cui si trova la persona che chiede consiglio.

Alcuni dermatologi classificherebbero la psoriasi in tre diverse categorie, essendo lieve, moderata e severa con la definizione di ciascuna di queste categorie a seconda della percentuale del corpo del paziente coperto di lesioni da psoriasi.

Secondo questi standard, chiunque abbia lesioni che coprono tra il 5% e il 10% del proprio corpo rientrerebbe nella categoria lieve, tra il 10% e il 20% sarebbe moderato, e chiunque abbia più del 20% del proprio corpo coperto da lesioni da psoriasi rientrerebbe nella categoria grave.

E' già stato suggerito che fino al 20% della popolazione degli Stati Uniti (e per estensione del resto del mondo occidentale) può soffrire di psoriasi, e che la stragrande maggioranza rientra nella categoria dei miti o addirittura molto miti. Per molte di queste persone, la loro condizione non è altro che un lieve disagio con lesioni cutanee moderate e prurito minore, spesso temporaneo.

All'altra estremità della scala, ci sono alcuni sfortunati la cui condizione è così grave che sviluppano lesioni in tutto il corpo e devono essere ricoverati in ospedale per poterle curare. Per queste persone, la psoriasi può essere estremamente dolorosa e può anche essere deturpante e persino potenzialmente invalidante.

E purtroppo, poiché la psoriasi è una malattia cronica, cioè una malattia che dura tutta la vita, non ci può essere un sollievo totale per chi ne soffre. La psoriasi è una malattia che può apparentemente scomparire e riapparire (spesso con una vendetta) molte volte nel corso della vita, e poiché non esiste una cura riconosciuta per la malattia, è un fatto che tutti coloro che soffrono di psoriasi devono abituarsi e convivere con essa.

Cause della psoriasi

Come nel caso di un numero sorprendente di condizioni mediche, le cause esatte della psoriasi devono ancora essere stabilite senza alcun dubbio. Ma, mentre la visione tradizionale della psoriasi era che si trattasse di una condizione dell'epidermide, lo strato più alto della pelle, la ricerca degli ultimi anni ha cominciato a indicare il contrario.

Questa ricerca ha indicato che, lungi dall'essere una condizione legata solo all'epidermide, le cause della psoriasi sono molto più profonde. Infatti, questa ricerca indica che la psoriasi è una malattia causata da un malfunzionamento del sistema immunitario del paziente quando alcune cellule immunitarie vengono attivate e poi diventano iperattive.

In ogni individuo che ha un sistema

immunitario perfettamente funzionante, i globuli bianchi o le cellule T producono anticorpi che sono progettati per respingere batteri e virus. Tuttavia, ora si ritiene che nel caso di una persona affetta da psoriasi, queste cellule cominciano a combattere un'infezione immaginaria o cercano di guarire una ferita che non esiste creando un eccesso di nuove cellule cutanee per respingere l'invasore immaginario o per riparare danni inesistenti.

Questo a sua volta porta alla comparsa di placche o lesioni cutanee che sono endemiche della psoriasi delle placche.

In circostanze normali, il ciclo di vita di una cellula cutanea media per una persona totalmente sana è di circa 28 giorni, ma si ritiene che nelle persone con psoriasi, il loro sistema immunitario stia creando troppe cellule. Inoltre, poiché queste cellule vengono prodotte così rapidamente, maturano in soli tre-sei giorni prima di passare alla superficie della pelle.

Di conseguenza, poiché queste cellule non muoiono abbastanza velocemente, si accumulano sulla superficie della pelle, strato su strato, e quindi si formano placche psoriastiche.

Grazie a questa ricerca, ora abbiamo un'idea ragionevolmente accurata di ciò che causa la psoriasi.

Ciò che non sappiamo, tuttavia, è esattamente il motivo per cui alcuni individui soffrono di psoriasi e altri no.

D'altra parte, ci sono alcuni fattori generalmente accettati che rendono alcuni individui più inclini alla psoriasi di altri.

> ### *Perché la gente ha la psoriasi?*

Le ricerche indicano che circa il 30% delle persone che sviluppano la psoriasi hanno una storia familiare della malattia, ma è anche vero che molti genitori che soffrono di psoriasi avranno figli che non

15

hanno problemi propri. D'altra parte, ci saranno persone che sviluppano la psoriasi che non hanno una storia familiare della malattia, quindi suggerire che la psoriasi è ereditaria potrebbe essere un po' fuorviante.

Tuttavia, è vero che i ricercatori hanno stabilito che ci sono certe combinazioni e/o mutazioni genetiche che sembrano predisporre chiunque le abbia alla psoriasi.

Attualmente, i ricercatori ritengono che ci siano nove diverse mutazioni genetiche che potrebbero svolgere un ruolo nel rendere alcune persone predisposte alla psoriasi. Tuttavia, c'è una particolare mutazione del cromosoma 6 nota come PSORS-1 (per la suscettibilità alla psoriasi 1) che sembra essere la particolare mutazione che gioca il ruolo più importante nel decidere chi ha probabilità di avere la psoriasi e chi no.

Secondo uno studio pubblicato sull'American Journal of Human Genetics nel 2006, la ricerca ha stabilito che il ruolo di questa particolare mutazione genetica è stato osservato in più di 2.700 persone affette da psoriasi in quasi 680 famiglie in cui uno o entrambi i genitori soffrivano di psoriasi.

Oggi, la comunità scientifica e di ricerca concorda sul fatto che questa particolare mutazione fa sì che le cellule T si comportino diversamente, da qui il legame con la psoriasi.

Ma è anche il fatto che questa particolare mutazione genetica non significa necessariamente che un individuo è certo della psoriasi. Infatti, lo stesso studio di James T. Elder, MD, PhD, suggerisce che per ogni individuo con il gene PSORS-1 che sviluppa la psoriasi, ci saranno altri 10 individui con lo stesso gene che non sviluppano la malattia.

D'altra parte, va anche notato che molte delle stesse mutazioni che si pensava di predisporre una persona alla psoriasi possono anche avere una connessione con altre condizioni immuno-mediate, come il diabete di tipo 1 o l'artrite reumatoide. Pertanto, anche se alcune persone che hanno una particolare mutazione genetica possono essere più inclini alla psoriasi, è possibile che invece di avere la psoriasi, possano avere il diabete o l'artrite reumatoide.

Infatti, mentre aumenta il rischio di sviluppare la psoriasi se anche uno o entrambi i genitori ne soffrono, aumentano i rischi di sviluppare altre condizioni immuno-mediate, in particolare la malattia di Crohn o il diabete, nella stessa situazione.

Da tutto questo, potrebbe essere naturale supporre che avere una qualche storia familiare di psoriasi probabilmente significa sviluppare la psoriasi da soli, ma in molti casi, questo semplicemente non accade.

Pertanto, dovremmo chiederci, perché

(o no) questo accade?

Perché le persone soffrono di psoriasi?

Dal momento che ci sono alcune persone il cui corredo genetico le predispone alla psoriasi, perché non soffrono tutte le persone con questo particolare corredo genetico? In alternativa, perché alcune persone con la stessa composizione genetica "psoriasi-friendly" finiscono con il diabete di tipo 1 invece che con la psoriasi?

La risposta sembra essere che ci deve essere una sorta di trigger per il sistema immunitario di una persona con psoriasi per iniziare a creare cellule cutanee a un ritmo così accelerato che subiscono un'epidemia di lesioni cutanee.

Sono state segnalate e suggerite molte forme diverse di trigger, come ad esempio:

- Abrasioni cutanee, tagli e altre lesioni;
- aumento dello stress emotivo o dell'ansia
- Clima freddo, umido o nuvoloso;
- Strep o altre infezioni, tra cui qualcosa di base e semplice come il mal di gola;
- Scottature.

Inoltre, si ritiene anche che alcuni farmaci possano causare psoriasi, soprattutto in quelli già geneticamente predisposti alla malattia.

Questa categoria comprende una vasta gamma di farmaci che vanno dai comuni o farmaci da giardino, rimedi domestici quotidiani come l'aspirina ai beta-bloccanti (farmaci usati per combattere l'ipertensione e alcune condizioni cardiache), farmaci antimalarici e litio.

I dermatologi hanno riferito di aver visto la psoriasi svilupparsi improvvisamente in persone che non hanno mai avuto problemi di pelle o lesioni in un periodo di tempo molto breve dopo aver iniziato uno di questi farmaci o dopo aver avuto (per esempio) un mal di gola o scottature solari.

In sostanza, mentre sembra che le persone che hanno già una predisposizione genetica alla psoriasi abbiano maggiori probabilità di sviluppare la malattia rispetto ad altre persone che non ce l'hanno, ogni individuo sembra essere diverso.

Anche se quasi tutti coloro che soffrono di psoriasi hanno visto la loro condizione iniziare a causa di una sorta di trigger, non tutti rientrano nella stessa categoria.

Per un numero relativamente piccolo di persone, la psoriasi sembra quasi spuntare dal nulla, probabilmente perché c'è stato qualche fattore scatenante nella loro vita (per esempio, un evento relativamente minore, ma comunque stressante in quel momento) che hanno a lungo dimenticato.

Ciò che scatena la psoriasi varia e differisce da individuo a individuo. Inoltre, anche una combinazione di PSORS-1 e un trigger o anche più trigger non significa necessariamente che la psoriasi è il risultato inevitabile.

> ### *Lo sviluppo della psoriasi*

Come osservazione generale, la psoriasi si sviluppa dapprima in persone relativamente giovani, spesso nell'adolescenza o nella prima età adulta. Tuttavia, non si sa che la psoriasi si manifesta in bambini molto più piccoli, né è impossibile che si sviluppi più tardi nella vita.

E come precedentemente suggerito, poiché la psoriasi è una malattia cronica, è qualcosa che porti con te per il resto della tua vita.

Tuttavia, questo non significa per un

momento che la psoriasi sia una costante. Infatti, per la maggior parte dei pazienti, si tratta di una condizione che varierà di gravità nel corso della loro vita a seconda dei fattori dello stile di vita in qualsiasi momento.

Ad esempio, è molto comune per chi soffre di psoriasi soffrire le epidemie più gravi nei momenti di maggiore stress, mentre è vero anche il contrario, cosicché la psoriasi visibile scompare quasi del tutto nei momenti in cui è più rilassato.

Lo stesso vale quando si ha un'infezione che può scatenare un attacco, mentre a volte, quando le infezioni non sono un problema, è probabile che la gravità della psoriasi diminuisca.

Quando si comprende la connessione tra il sistema immunitario e la prevalenza della psoriasi, questa nozione di essere "attaccati" nel suo punto più basso ha molto senso.

A quel punto, il sistema immunitario è al

suo punto più debole - quando si è ansiosi o stressati - o, in alternativa, al suo più forte, lavorando a tempo pieno per produrre cellule T per combattere le infezioni o guarire le ferite. In entrambi i casi, il fattore cruciale è che il sistema immunitario è sbilanciato e quindi anche il conteggio delle cellule T è fuori controllo, quindi la vulnerabilità a un'epidemia di lesioni più gravi.

Qualità della vita e psoriasi

Come notato in precedenza, esistono cinque diversi tipi di psoriasi, tutti di gravità variabile da lieve a grave. Tuttavia, indipendentemente dal particolare tipo di psoriasi di cui soffrite o dal grado di gravità, è un fatto che chiunque o tutti i malati di psoriasi possono scoprire che la loro qualità di vita è influenzata negativamente dalla loro malattia.

Per molte persone, anche quelle che soffrono di psoriasi molto lieve, ansia, stress, stress, solitudine, bassa autostima e mancanza di fiducia sono fattori costanti nella loro vita quotidiana. Dato che c'è poca differenza tra la prevalenza della psoriasi negli uomini e nelle donne, è molto facile per chi soffre di entrambi i sessi sentire che la loro condizione li rende poco attraenti e impopolari.

Dal momento che la maggior parte delle persone sviluppano la psoriasi nell'adolescenza e all'inizio degli anni '20, è particolarmente crudele che la condizione tende a svilupparsi in un momento in cui la maggior parte delle persone vogliono essere più attraente per il sesso opposto. Di conseguenza, sebbene sia del tutto possibile che la condizione non sia fisicamente dannosa in alcun modo, è perfettamente fattibile che possa essere estremamente dannosa in modo psicologico.

Questo è confermato da uno studio che ha suggerito che i pensieri suicidi sono tre volte più comuni nelle persone con psoriasi che in un gruppo di controllo direttamente comparabile di persone che non soffrono della malattia.

Un'altra reazione emotiva estremamente comune che la maggior parte dei malati di psoriasi riconoscerà è la vergogna. Per dirla senza mezzi termini, non è semplicemente piacevole se si riconosce che si ha la pelle squamosa e che altre persone si sentono a disagio o addirittura respinta dalla propria condizione.

Ad esempio, molti pazienti affetti da psoriasi soffrono anche di psoriasi sul cuoio capelluto, il che significa che la maggior parte delle persone probabilmente suppone che tu abbia una forfora straordinariamente cattiva. Questo è già abbastanza brutto nella vita di tutti i giorni, ma diventa molto peggio se si deve andare dal parrucchiere.

E, sebbene la psoriasi non sia contagiosa e, quindi, non sia possibile per nessun altro "prenderla" da una persona che ce l'ha, il resto del mondo che non soffre di psoriasi non è sempre consapevole di questo fatto. Di conseguenza, la maggior parte delle persone affette da psoriasi riferisce situazioni in cui altri sembrano esitare a stringere la mano o ad entrare in contatto pelle a pelle.

Inoltre, gli studi hanno indicato che le persone affette da psoriasi spesso trovano che la vita diventa sempre più frustrante a causa della loro malattia. Questo perché la psoriasi spesso limita la loro capacità di fare le cose che facevano prima dell'inizio della condizione, rendendo a volte difficile o addirittura impossibile eseguire i compiti di base richiesti come parte della loro normale routine lavorativa.

Di conseguenza, la National Psoriasis Foundation ha riferito che le persone affette da psoriasi perdono ogni anno fino a 56 milioni di ore di lavoro a causa della loro malattia. Inoltre, la stessa organizzazione ha riferito che più di un quarto delle persone affette da psoriasi ha ritenuto necessario interrompere o modificare le loro normali attività quotidiane a causa della psoriasi in uno studio condotto nel 2002.

Oltre a tutti questi fattori psicologici ed emotivi, ci sono, naturalmente, molti svantaggi fisici ad avere la psoriasi.

Il prurito in misura maggiore o minore è comune a quasi tutti coloro che soffrono di psoriasi, e anche la pelle screpolata e sanguinante è estremamente comune. Per molte persone con psoriasi, il dolore è una costante quotidiana e alcuni aspetti della condizione, come la psoriasi sulle unghie, possono essere molto dolorosi.

Trattamenti medici per la psoriasi

Come accennato in precedenza, attualmente non esiste una cura riconosciuta per la psoriasi.

Tuttavia, ci sono molte forme diverse di trattamento che saranno più o meno efficaci a seconda del tipo specifico di psoriasi che avete e della gravità della vostra condizione. Pertanto, non esiste una forma di trattamento che sia utilizzata o raccomandata come trattamento medico "completo" per la psoriasi.

Ora, prima di passare alla fase del trattamento, la prima cosa da fare è stabilire che la condizione della pelle è, in effetti, una forma di psoriasi o un'altra. Questo non è possibile da soli, quindi è necessario consultare un dermatologo o un altro medico riconosciuto per una diagnosi professionale della propria condizione.

Una volta che la condizione di cui siete stati confermati come psoriasi, è probabile che il dermatologo vi consiglierà un particolare tipo di trattamento, la selezione a seconda di una serie di fattori come:

✓ Il tipo specifico di psoriasi che ti è stato diagnosticato;

✓ La gravità della condizione, spesso misurata dalla percentuale di pelle colpita;

✓ La tua età, la tua storia medica e la tua salute generale;

✓ La posizione delle lesioni psoriastiche e lesioni psoriastiche e

✓ Gli effetti generali che la vostra condizione sembra avere su di voi in termini di benessere fisico ed emotivo.

Una volta stabilite le risposte a tutte queste domande, il vostro dermatologo sarà in grado di consigliare un particolare tipo di trattamento. E ancora una volta, questi metodi di trattamento possono essere suddivisi in diverse categorie:

✓ Se la psoriasi è da lieve a moderata, si possono raccomandare trattamenti topici, creme o lozioni che possono essere applicate alla zona interessata;

✓ I trattamenti sistematici, quelli assunti per via orale o iniettati possono essere l'opzione raccomandata se la psoriasi è più grave o se

✓ In alcuni casi, può essere raccomandata la fototerapia (cioè il trattamento applicando la luce alle aree interessate) o la terapia laser.

Consideriamo ciascuno di questi diversi tipi di trattamento per considerare come funzionano, quanto possono essere efficaci, e se ci sono pericoli o potenziali effetti collaterali di cui potreste aver bisogno di essere consapevoli.

➤ **Trattamenti topici per la psoriasi**

Esistono diversi tipi di trattamenti topici per la psoriasi, alcuni dei quali sono potenzialmente più pericolosi di altri. I principali trattamenti che potete trovare o consigliare di acquistare dal vostro dermatologo o altro professionista medico sono i seguenti.

Anthralin: Anthralin è un sostituto sintetico di una sostanza naturale nota come crisobina, che è stata originariamente estratta dalla corteccia dell'albero di araroba, il più comune in Sud America.

La sostanza naturale originale è stata usata per trattare la psoriasi per almeno 100 anni, e sia la sostanza originale che il sostituto sintetico si sono dimostrati molto efficaci nel trattamento delle placche comunemente associate alla psoriasi vulgaris.

Si ritiene che l'antralina agisca sulle

lesioni psoriasiche normalizzando il tasso di crescita delle cellule cutanee, riducendo gradualmente l'accumulo di singole aree di placca per minimizzare l'infiammazione.

Anche se l'antralina non è così efficace come gli steroidi topici, non ha anche gli effetti collaterali a lungo termine noti. Tuttavia, può causare irritazione cutanea e non è raro che anthralin lasci macchie permanenti su quasi tutto ciò che tocca, compresi gli indumenti e persino i mobili da bagno.

Crema o unguento di catrame di carbone: come suggerisce il nome stesso, il catrame di carbone è una spessa lignite che viene estratta come sottoprodotto della carbonizzazione del carbone. Si tratta di un prodotto che ha un forte odore che molte persone trovano sgradevole o sgradevole, ma è anche uno dei più antichi trattamenti conosciuti per la psoriasi, e in molte situazioni, è molto efficace nel trattamento di psoriasi da moderata a lieve.

Esistono diversi preparati per la psoriasi con catrame di carbone, alcuni dei quali possono essere acquistati senza prescrizione medica presso la farmacia locale. Queste diverse formulazioni vengono utilizzate per trattare infiammazioni, desquamazione e prurito, e possono arrivare in creme che vengono applicate direttamente sulla zona interessata, shampoo (il catrame di carbone è efficace per la psoriasi del cuoio capelluto) e anche in una soluzione che viene aggiunta all'acqua del bagno che apparentemente aiuta a ritardare lo sviluppo di nuove lesioni.

Il vantaggio principale del catrame di carbone come trattamento della psoriasi è che, poiché le materie prime sono economiche e abbondanti, il trattamento stesso non è solitamente costoso. D'altra parte, molte persone trovano ripugnante l'odore del catrame di carbone, e a causa della colorazione scura, tende a macchiare tutto ciò che tocca.

Inoltre, alcune persone affette da psoriasi trovano che l'uso di catrame di carbone per un lungo periodo di tempo può causare spiacevoli irritazioni cutanee, che è l'ultima cosa di cui ha bisogno chiunque abbia una condizione di prurito naturale.

Tazarotene: il tazarotene è un derivato artificiale della vitamina A che è comunemente prescritto per diversi tipi di condizioni della pelle, tra cui psoriasi, scottature solari e acne. E 'generalmente usato per trattare la psoriasi vulgaris da lieve a moderata, mentre è stato anche usato per trattare la psoriasi sulle unghie con un certo grado di successo.

Tazarotene comunemente causa irritazione cutanea locale quando viene applicato, ed è noto per essere più efficace quando viene utilizzato in combinazione con corticosteroidi topici.

Funziona normalizzando l'attività di produzione delle cellule cutanee ed è noto per essere efficace nelle zone più difficili da trattare del corpo, come le ginocchia e i gomiti.

Tuttavia, oltre all'irritazione cutanea nota, è noto che altri derivati simili della vitamina A sono stati coinvolti nella causa di difetti congeniti se assunti sistematicamente. Sebbene l'applicazione topica di una sostanza di questo tipo sia molto meno pericolosa dell'ingestione sistematica, è vero che l'uso di tazarotene durante la gravidanza può non essere troppo prudente.

Corticosteroidi: I trattamenti topici più potenti ed efficaci per la psoriasi sono senza dubbio i corticosteroidi, ma sono anche il trattamento che comporta il maggior rischio di effetti collaterali negativi a lungo termine. Tuttavia, grazie alla loro efficacia nel ridurre l'infiammazione e il prurito rallentando la crescita delle cellule cutanee, i corticosteroidi sono probabilmente il trattamento topico più comunemente prescritto per la psoriasi.

I trattamenti con corticosteroidi sono disponibili in diverse concentrazioni che vanno da relativamente lievi a estremamente forti, ma l'uso prolungato di queste sostanze potrebbe avere notevoli effetti collaterali negativi. Ad esempio, i corticosteroidi sono riconosciuti come causa di assottigliamento della pelle, eccesso di peli del corpo, dilatazione dei vasi sanguigni, e possono portare a infezioni che invadono anche il corpo (spesso a causa della pelle assottigliata).

Inoltre, si ritiene che possano inibire la crescita dei bambini e che l'uso a lungo termine li rende sempre più inefficaci, senza prevenire effetti collaterali negativi.

Il punto fondamentale è che l'uso di creme corticosteroidi, pozioni o lozioni per trattare la psoriasi potrebbe portare a molti più problemi di quanti ne risolvono, e quindi è qualcosa che si vuole evitare di fare, se possibile.

➢ Trattamenti sistematici per la psoriasi

Per una psoriasi da moderata a lieve, i trattamenti topici sono di solito la prima soluzione che un dermatologo o un medico consiglierà. Tuttavia, in una situazione in cui la condizione è considerata più grave, è probabilmente più probabile che raccomandino qualche forma di trattamento di routine.

Poiché i trattamenti di routine sono spesso prescritti solo per la psoriasi grave e grave, ne consegue che i farmaci utilizzati sono molto più potenti. Di conseguenza, i possibili effetti collaterali sono anche molto più pericolosi.

Acitretina: L'acitretina è un potente derivato della vitamina A (un retinoide) assunto per via orale sotto controllo medico. Questo particolare trattamento sistematico si è dimostrato efficace nel trattamento della psoriasi eritrodermica e pustolosa e funziona particolarmente bene se usato in combinazione con la fototerapia.

Tuttavia, gli effetti collaterali possono essere molto spiacevoli o pericolosi, per cui è assolutamente necessaria una costante attenzione medica e supervisione. Possibili effetti collaterali includono forti mal di testa, aumento dei livelli di lipidi nel sangue, perdita di capelli, pelle secca o appiccicosa e dolori articolari.

Ciclosporina: Ciclosporina è un farmaco immunosoppressivo molto potente che è efficace nel trattamento della psoriasi placca grave e psoriasi delle unghie. Sebbene sia un trattamento molto potente ed efficace, è generalmente riservato a quei pazienti per i quali altre forme di trattamento della psoriasi non hanno funzionato a causa della possibilità di gravi effetti collaterali negativi, tra cui danni irreparabili ai reni.

Metotrexate: il metotrexate è stato

uno dei primi farmaci chemioterapici comunemente usati per il trattamento della psoriasi da moderata a grave. Anche se estremamente efficace, questo è un altro trattamento sistematico che deve essere attentamente monitorato a causa della possibilità di gravi e durature lesioni epatiche.

Come probabilmente avete già capito, tutti i trattamenti di routine per la psoriasi che sono comunemente usati per trattare la psoriasi da moderata a moderata sono farmaci molto potenti. Non sorprende quindi che tutti abbiano effetti collaterali potenzialmente gravi e possano essere utilizzati solo sotto stretta sorveglianza medica.

Dato l'ovvio pericolo insito nell'assunzione di trattamenti sistematici di psoriasi come questi, ovviamente ha senso cercare alternative naturali ogni volta che è possibile.

➢ *Fototerapia e trattamento laser per la psoriasi*

Alcuni dei trattamenti già citati (ad esempio l'acetritina) funzionano ancora più efficacemente se combinati con la fototerapia, che di solito è l'applicazione di luce ultravioletta o l'uso di un laser.

Per quanto riguarda l'uso della luce ultravioletta per il trattamento della psoriasi, è possibile sottoporsi al trattamento con la luce ultravioletta A o la luce ultravioletta B, e anche se i due lavori sono molto simili, ci sono alcune differenze.

In entrambi i casi, la luce ultravioletta viene applicata all'area della lesione per un periodo di tempo, e in entrambi i casi, il trattamento è altamente efficace. Tuttavia, sul lato negativo, entrambe le forme di trattamento UV richiedono molte visite in clinica o in ospedale per un certo periodo di tempo, e hanno anche il loro lato negativo.

Nel caso del trattamento UVA, c'è un aumento del rischio di lentiggini cutanee, invecchiamento e persino di cancro della pelle nel caso in cui un paziente abbia subito un'esposizione prolungata alla luce UVA. Inoltre, gli effetti collaterali possono includere nausea, mal di testa, bruciore o prurito della pelle, pigmentazione cutanea irregolare e stanchezza generale.

Per quanto riguarda il trattamento UVB, è più probabile che il paziente debba sottoporsi ad altri trattamenti, poiché, sebbene la fototerapia sia efficace nell'eliminare le lesioni, tende a farlo in modo meno permanente. E, ancora una volta, l'esposizione a lungo termine alla luce UVB aumenta il rischio di cancro della pelle.

D'altra parte, la terapia laser è molto più potente di qualsiasi altro trattamento con luce ultravioletta, ma allo stesso tempo, è anche molto più mirata. Questo è un vantaggio di un modo in cui l'uso della luce laser per ridurre o eliminare le lesioni è estremamente efficace, ma significa anche che solo una superficie relativamente piccola del corpo può essere trattata in qualsiasi momento.

Inoltre, il trattamento può essere a volte doloroso, mentre può anche causare l'oscuramento irregolare della pelle e cicatrici.

Anche in questo caso, sebbene la fototerapia e il trattamento laser siano molto efficaci, entrambi presentano svantaggi significativi. Pertanto, dovreste considerare le soluzioni naturali che proporrò nei prossimi due capitoli prima di sottoporvi a farmaci potenzialmente dannosi o a trattamenti farmaceutici che potrebbero causare complicazioni.

Tuttavia, si dovrebbe anche capire che ci possono essere situazioni in cui la psoriasi non può essere trattata con metodi completamente naturali, soprattutto perché i trattamenti naturali sono quasi sempre molto più miti e meno invasivi rispetto ai più forti farmaci a base chimica.

Tuttavia, a meno che la psoriasi non sia classificata come grave o grave, ha senso considerare l'uso di forme naturali di trattamento prima di considerare l'uso di potenti sostanze chimiche nel o sul vostro corpo.

Solo dopo aver sperimentato soluzioni naturali e aver scoperto che non possono fare nulla per voi, dovreste rivolgervi ai farmaci chimici che il vostro assistente medico o dermatologo sicuramente consiglierà.

I migliori trattamenti naturali

Poiché la scienza medica non è ancora riuscita a trovare una cura per la psoriasi, dovrebbe essere ovvio che la natura, purtroppo, non è stata in grado di fornire una cura completa.

Tuttavia, ci sono molti trattamenti naturali diversi che si possono rivelarsi efficaci per persone diverse in momenti diversi per alleviare, ridurre o eliminare le placche e le lesioni che sono l'indicazione esterna più comune della psoriasi.

Purtroppo, è quasi impossibile sapere esattamente cosa sarà efficace per un particolare individuo, quindi, in larga misura, trovare ciò che funziona per voi è probabilmente un processo di prova ed errore. Detto questo, ci sono molte opzioni che puoi provare a vedere se alleviano o calmano la tua condizione, quindi tutte le seguenti alternative sono degne di considerazione.

➢ *Agopuntura per la psoriasi*

Sulla base delle pratiche mediche dell'antica Cina, l'agopuntura è un sistema per il trattamento del dolore e della malattia mediante l'applicazione di aghi in alcune parti del corpo. Tuttavia, questi aghi non sono generalmente inseriti nel corpo nel punto in cui il reclamo o il problema è più evidente, perché il pensiero dietro l'agopuntura è che il corpo contiene una rete di "strade" lungo le quali viaggiano i segnali.

Pertanto, è più comune che gli aghi per agopuntura siano inseriti nella "strada" in un punto del corpo lontano dal luogo di denuncia come modo per dirottare i segnali verso luoghi in cui dovrebbero andare, o lontano da luoghi dove non lo sono.

Tuttavia, sebbene l'agopuntura sia stata usata per molti secoli per curare una vasta gamma di disturbi e condizioni mediche, non è mai stata riconosciuta come trattamento della psoriasi in Cina, soprattutto perché nella maggior parte dei paesi asiatici, la psoriasi è una malattia estremamente rara (d'altra parte, è più comune in Scandinavia).

Tuttavia, i praticanti occidentali di agopuntura credono che l'agopuntura può essere un trattamento molto efficace per la psoriasi, anche se ci sono poche prove cliniche a sostegno di queste affermazioni e ciò che è efficace nel trattamento della psoriasi di una persona varia notevolmente da ciò che funziona meglio per un'altra persona.

Anche se possono essere necessarie alcune sessioni di agopuntura prima di vedere risultati positivi e visibili, il "vantaggio" di trattare una condizione con l'agopuntura è che non ci sono possibili effetti collaterali. Inoltre, anche se si ha paura degli aghi, ci sono molti agopuntori che ora utilizzano l'applicazione di correnti elettriche utilizzando sonde al posto degli aghi che sono probabilmente efficaci quanto il tradizionale agopunturista che maneggia gli aghi.

> ## Tu sei quello che mangi

Anche se il titolo può essere un po' un cliché, non è mai meno vero che ogni essere umano sulla faccia della Terra è costituito da tutto ciò che ha mangiato o bevuto nella sua vita. Ne consegue che, come la psoriasi è parte integrante di te, così la tua dieta. Pertanto, non è assurdo presumere che l'uno abbia qualche effetto sull'altro.

Cercare di mangiare una dieta che aiuta a tenere sotto controllo la psoriasi significa mantenere una dieta equilibrata che contribuisce al benessere generale, evitando cibi che potrebbero aggravare la situazione.

Per esempio, secondo il prestigioso dermatologo Janet Prystowsky, ci sono molti studi che sostengono l'idea che la psoriasi ha la tendenza a causare alcune carenze nutrizionali nelle persone che ne soffrono.

Pertanto, chiunque soffre di psoriasi dovrebbe concentrarsi sulla sostituzione di questi nutrienti mancanti aggiungendo proteine e folato (da verdure a foglia verde) alla propria dieta. Inoltre, bere più acqua e ferro non aiuterà necessariamente ad eliminare la psoriasi, ma migliorerà il benessere generale, il che è importante, perché più forte sei, meno probabilità hai di sperimentare epidemie di lesioni psoriasiche.

Anche se probabilmente non è una sorpresa, molti studi hanno indicato che una dieta equilibrata e povera di grassi può aiutare a prevenire molte gravi condizioni mediche come ictus, malattie cardiache e cancro. Quello che forse è meno noto è che alcuni medici hanno notato che la pelle di chi soffre di psoriasi spesso migliora quando seguono una dieta ben controllata per perdere peso, mentre coloro che stanno aumentando di peso probabilmente vedranno un aumento di focolai di psoriasi.

Anche in questo caso, c'è molto buon senso, perché abbiamo già stabilito che lo stress e l'ansia possono aumentare i focolai di psoriasi, mentre è vero anche il contrario. Lavorando sul presupposto che qualcuno che è su una dieta ben controllata per perdere peso sta volontariamente perdendo peso, ne consegue naturalmente che sono più felici dal momento che stanno perdendo peso, che potrebbe avere qualche influenza sulla loro condizione migliorata.

La National Psoriasis Foundation suggerisce di aver ricevuto molti rapporti dai membri che indicano che l'eliminazione o almeno la riduzione di alcuni alimenti nella loro dieta ha portato a significativi miglioramenti della pelle. Gli alimenti o ingredienti da evitare includono caffeina, alcool, farina bianca, zucchero purificato e tutti i prodotti contenenti glutine.

Altri consigli per una dieta che non incoraggia il manifestarsi della psoriasi sono:

✓ Mangiare solo cibi facilmente digeribili ed evitare cibi troppo piccanti;

✓ Non includere nella dieta troppi cibi salati, acidi o acidi o acidi;

✓ Includere più frutta e verdura nella dieta è sempre un bene per la salute generale, ma zucca amara, verdure al vapore e zucca sono considerati particolarmente buoni per una dieta "rispettosa della psoriasi";

✓ Evitare troppo grasso animale e uova;

✓ Includete abbondantemente pesce grasso ricco di acidi grassi omega-3, o prendete integratori di olio di fegato di merluzzo, lecitina o olio di semi di lino.

Altri trattamenti naturali per la psoriasi

Avena: Non è un caso che sul mercato ci siano così tanti prodotti per la cura della pelle che utilizzano l'avena come uno dei loro componenti principali, perché l'estratto di avena è stato usato per molti secoli come agente lenitivo topico per controllare e lenire il prurito o la pelle irritata. Ci sono molti modi per utilizzare la farina d'avena per sfruttare le sue qualità calmanti e calmanti:

✓ Bere 1 tazza di farina d'avena secca e 1/4 di tazza di latte secco prima di mescolare in 2 cucchiai di olio di semi di albicocca. Macinare lentamente il composto in un frullatore prima di metterlo in un sacchetto di mussolina o, in mancanza di questo, in un vecchio calzino. Lasciare cadere la borsa o la calza in un bagno caldo e poi spremere delicatamente l'acqua dal contenuto della borsa nelle zone interessate della pelle, in quanto questo rilascia gli ingredienti benefici della miscela per lenire la pelle.

✓ Cercare lozioni per il corpo e idratanti che utilizzano avena o estratto di avena come principio attivo principale. Applicare abbondantemente la crema idratante al mattino e alla sera, concentrandosi in particolare sulle zone interessate della pelle.

✓ Preparare un cuscinetto di farina d'avena avvolgendo il farina d'avena in un sacchetto di stoffa, immergendolo nel latticello e applicando il cuscinetto su qualsiasi area interessata della pelle. Questo combina due materiali (avena e cagliata) che si ritiene abbiano entrambi effetti curativi, quindi ci si dovrebbe aspettare di vedere i risultati di questo particolare metodo abbastanza rapidamente.

Aloe: Ci sono circa 500 specie diverse di aloe attualmente conosciute, ma la più comunemente usata e più conosciuta è l'aloe. La secrezione dalle foglie di questa particolare pianta è stata a lungo usata come trattamento per ustioni e piccoli danni alla pelle, ma nel 1996, uno studio pubblicato sulla rivista Tropical Medicine and International Health ha suggerito per la prima volta che l'aloe vera potrebbe essere molto efficace anche nel trattamento della psoriasi.

Durante questo studio, condotto per un periodo di 16 settimane, è stato stabilito che l'uso di una crema contenente aloe vera indicava una significativa eliminazione delle lesioni da psoriasi in 25 individui su 30 sottoposti a test, rispetto ai soli 2 individui del gruppo di controllo. D'altra parte, va detto che uno studio più recente suggerisce che l'uso di aloe vera commerciale potrebbe non essere così efficace come suggerito, ma poiché non c'è alcuna probabilità di effetti collaterali negativi derivanti dall'applicazione di aloe vera alle placche, è sicuramente qualcosa che vale la pena provare come trattamento topico per la psoriasi e l'artrite psoriasica.

Un modo alternativo o aggiuntivo di usare l'aloe vera per aiutare nella lotta contro la psoriasi è quello di bere il succo della pianta. Anche se alcuni sostenitori dell'aloe vera consigliano di coltivare le proprie piante da cui ci si può aspettare questo succo, sono notoriamente difficili da coltivare con successo, quindi è probabilmente meglio comprare il succo preparato per bere.

I vantaggi di farlo sono molto diffusi e molti di essi sono direttamente applicabili alle persone affette da psoriasi o artrite psoriasica. Ad esempio, per la persona affetta da artrite, l'aloe vera contiene 12 sostanze completamente naturali che hanno dimostrato di contrastare l'infiammazione senza effetti collaterali negativi.

Inoltre, il succo di aloe vera contiene

molte vitamine vitali e nutrienti che contribuiranno al vostro benessere generale, oltre ad avere la capacità di aiutare la vostra pelle a rigenerarsi e ripararsi nel più breve tempo possibile.

Aceto di sidro di mele: ancora una volta, secondo la National Psoriasis Foundation, molti singoli membri riferiscono che l'uso dell'aceto di sidro di mele ha portato a miglioramenti significativi nella loro psoriasi. Questi membri suggeriscono di aggiungere aceto al bagno, applicandolo direttamente sulle unghie psoriastiche, e persino applicandolo direttamente sulle zone della pelle colpite usando gomitoli o boccioli di cotone.

In alternativa, potete provare ad attaccare la psoriasi e/o l'artrite psoriasica internamente aggiungendo aceto di sidro di mele alla vostra dieta. Mentre molte persone scoprirebbero che bere aceto di sidro di mele puro è difficile - è molto acido o amaro - può essere aggiunto all'acqua calda con il miele per addolcire la pozione prima di berla. Fallo almeno due volte al giorno e attaccherai il tuo problema di psoriasi dall'interno nel modo più efficace possibile.

L'efficacia dell'aceto di sidro di mele non dovrebbe essere particolarmente sorprendente, perché l'aceto è stato usato nella storia come soluzione curativa e i benefici medicinali dell'aceto di mele sono ben noti da tempo.

Capsaicina: Derivato dai peperoni di cayenne, la capsaicina applicata sulla pelle ha dimostrato in alcuni studi di ridurre gli arrossamenti, minimizzare la desquamazione ed eliminare il prurito. Si pensa che ciò avvenga perché la capsaicina interrompe l'attività di una molecola che influisce sul modo in cui il cervello riconosce il prurito e il dolore, noto come sostanza P.

È per questo motivo che molti prodotti antidolorifici per l'artrite da banco contengono capsaicina, e sicuramente in diversi studi con diversi gruppi di persone affette da psoriasi, un'applicazione topica dello 0,025% di crema sulle zone cutanee interessate ha sicuramente ridotto la desquamazione, il rossore e il prurito.

Sul lato negativo, alcuni individui hanno riportato una sensazione di bruciore di breve durata, ma se si è disposti a rischiare che questo accada a voi, quindi l'applicazione di una soluzione di capsaicina molto debole per le vostre lesioni potrebbe portare un sollievo molto ricercato.

*Tea Tree Oil: L'*olio dell'albero del tè viene estratto dall'albero Melaleuca Alternifolia, originario dell'Australia, ed è stato utilizzato in chirurgia e odontoiatria per quasi 100 anni. L'olio dell'albero del tè è ampiamente conosciuto per le sue qualità antisettiche e antibatteriche, ed è stato tradizionalmente utilizzato per mal di testa, mal di denti, raffreddori, reumatismi, dolori muscolari e malattie della pelle.

Tuttavia, sarebbe molto poco saggio trattare il mal di denti con l'olio dell'albero del tè perché è tossico se ingerito. Inoltre, non è stato stabilito a quale livello o concentrazione di olio dell'albero del tè è più efficace, quindi se si decide di usarlo, si dovrebbe farlo con un certo grado di cautela.

L'olio dell'albero del tè non solo è disinfettante e lenitivo, ma ha anche la capacità di penetrare in profondità sotto la pelle, ben al di sotto del livello epidermico superiore. Questo è particolarmente importante per una persona con psoriasi, perché significa che le proprietà antimicotiche, disinfettanti e curative dell'olio penetrano in profondità nella pelle, contribuendo a regolare la produzione di placche psoriasiche nelle prime fasi.

Anche se è estremamente improbabile che si subirà alcun danno reale da olio dell'albero del tè, si dovrebbe desistere dall'usarlo se si sente qualche disagio nella vostra pelle.

Cardo mariano: **Il** cardo **mariano** ha dimostrato di inibire la produzione di cellule T, quindi, anche se non è stato fatto nessun test specifico sull'efficacia del cardo mariano come trattamento per la psoriasi, il fatto che può fermare la crescita delle cellule che la causano suggerisce che vale la pena provare. È possibile acquistare prodotti di cardo mariano presso il negozio di salute o la farmacia in forma liquida o compressa, e non ci sono effetti collaterali negativi diversi da disturbi gastrointestinali minori quando si inizia a prendere l'integratore per la prima volta.

Olio di origano: **l'**origano è una spezia comunemente usata in cucina che ha qualità antibatteriche e antimicotiche che possono essere utili per tenere a bada alcune delle infezioni che possono essere associate alla psoriasi. L'origano può essere ingerito in modo sicuro in quasi tutte le forme e molte persone riferiscono che l'assunzione giornaliera di origano ha contribuito in modo significativo a tenere sotto controllo la psoriasi.

Curcuma: La curcuma è un ingrediente popolare nel curry indiano, e anche se è possibile acquistare questa spezia indietro come integratore alimentare, è più facile e molto più economico per mescolare la spezia nel vostro pasto (non più di un cucchiaino da tè è necessario). La curcuma ha dimostrato di contribuire a ridurre l'infiammazione in tutte le parti del corpo, compresa la pelle, così come alleviare il dolore e il gonfiore associati con l'artrite.

Cartilagine di squalo: studi condotti negli ultimi anni indicano che l'estratto di cartilagine di squalo può aiutare a ritardare la formazione di nuovo sangue e di nuove cellule cutanee, che si ritiene abbiano entrambi un ruolo importante nello sviluppo e nella crescita delle lesioni psoriasiche. Si ritiene che la cartilagine di squalo abbia anche qualità antinfiammatorie altamente efficaci.

Una particolare forma di cartilagine di squalo AE-941 (conosciuta con il marchio Neovastat) ha mostrato grandi promesse come trattamento per la psoriasi, ma non è ancora ampiamente approvato per uso generale, perché gli effetti a lungo termine del suo uso sono sconosciuti e, a breve termine, è stato osservato che provoca nausea e vomito.

Artrite psoriasica

Un'altra complicazione che ha colpito fino al 30% delle persone con psoriasi è una condizione nota come artrite psoriasica.

Indipendentemente dal particolare tipo di psoriasi che si ha o dal grado di gravità della condizione, è ancora possibile sviluppare l'artrite psoriasica, che è una condizione che causa dolore e rigidità articolare per tutta la vita, accompagnata da un graduale deterioramento.

I segni che si può sviluppare l'artrite psoriasica sono:

✓ Rosso, lesioni cutanee psoriastiche infiammate intorno all'area articolare;
✓ Dolore e gonfiore alle articolazioni che peggiora al

mattino o dopo un periodo di
riposo;

✓ irregolarità delle unghie e delle
unghie dei piedi, come le unghie
che iniziano a cadere dal letto delle
unghie, punture, decolorazione
arancione o gialla, o inusuali
modelli di cresta.

L'artrite psoriasica è più spesso vista
nelle articolazioni delle dita delle dita delle
mani e dei piedi, ma anche altre
articolazioni ossee critiche come
ginocchia, gomiti, caviglie e collo possono
essere colpiti in alcuni individui.
Indipendentemente dalle articolazioni
interessate, l'area intorno all'articolazione
è quasi sempre rigida e dolorosa, e spesso
tende ad avere un colore più scuro. Si può
anche notare che l'area interessata è più
calda al tatto rispetto alle aree circostanti
non interessate.

L'artrite psoriasica può variare in gravità
e sintomi da persona a persona. Ad
esempio, mentre alcune persone soffrono

di artrite psoriasica "completamente", altre soffrono di una lieve rigidità articolare.

Inoltre, nonostante il nome della condizione, non solo le persone che già soffrono di psoriasi sviluppano l'artrite psoriasica.

Tuttavia, circa il 70% delle persone che sviluppano la malattia soffrono già di psoriasi. In questa situazione, gli studi indicano che nella maggior parte delle persone, l'artrite inizierà circa 10 anni dopo la prima psoriasi, anche se sono stati segnalati casi in cui l'artrite inizia entro mesi dalla diagnosi iniziale di psoriasi.

Come linea guida generale, la maggior parte delle persone con artrite psoriasica vedrà probabilmente i primi segni della condizione tra i 30 e i 50 anni.

Come per tutte le forme di artrite, l'artrite psoriasica può essere una condizione debilitante e paralizzante, ma purtroppo è estremamente facile confondere i primi segni di avvertimento della condizione con decine di altre possibilità. Ad esempio, è generalmente riconosciuto che i segni comuni di allarme precoce includono dolori laterali al gomito (generalmente noto come "gomito del tennista") o dolori alle mani o ai piedi.

Ovviamente, è estremamente facile concludere che queste cose possono accadere a chiunque per qualsiasi motivo e semplicemente ignorarle, soprattutto se non ci sono targhe riconoscibili visibili o evidenti. Allo stesso modo, il dolore alle spalle, al collo o alla parte superiore della schiena può essere il primo segno di artrite psoriasica, ma anche in questo caso, questi segnali di avvertimento sarebbero estremamente facili da confondere e, di conseguenza, "solo una di quelle cose" potrebbe essere ignorata.

Tuttavia, una volta che l'artrite psoriasica comincia ad apparire, circa 9 persone su 10 che soffrono inizieranno a vedere la malattia che si manifesta

attraverso le unghie delle mani e dei piedi.
In questo caso, la persona colpita può
cominciare a vedere che le unghie
cominciano ad allontanarsi dal letto
ungueale o che i segni di morso e lo
scolorimento diventano evidenti.

Non appena si verificano questi
cambiamenti fisiologici, è molto
importante che chiunque soffra di psoriasi
consulti immediatamente il proprio
medico, in quanto è possibile arrestare il
deterioramento delle articolazioni con un
trattamento adeguato.

E, naturalmente, ci sono trattamenti
naturali che si possono usare per
compensare i peggiori effetti dell'artrite
psoriasica, ma torneremo su di loro un po'
più tardi.

Non può sorprendere che l'artrite
psoriasica e i suoi effetti variano in gravità
da individuo a individuo. Tuttavia, gli
effetti dell'artrite psoriasica possono
essere estremamente gravi.

Ad esempio, secondo le statistiche della National Psoriasis Foundation, circa una persona affetta da artrite psoriasica su cinque o più articolazioni del corpo, il che significa che la qualità della vita e la capacità di svolgere i compiti fondamentali della vita quotidiana sono gravemente compromesse.

E poi, naturalmente, ci sono persone all'estremità opposta dello spettro che soffrono solo di una leggera rigidità nelle articolazioni. Tuttavia, anche per queste persone, bisogna accettare che la condizione può sempre peggiorare.

➢ *Cause dell'artrite psoriasica*

Anche nelle persone che soffrono di artrite psoriasica e che prima non soffrivano di psoriasi, si ritiene generalmente che la causa principale dell'artrite psoriasica sia molto simile a quella della psoriasi.

Ad esempio, sembra probabile che l'artrite psoriasica sia causata da un difetto del sistema immunitario del paziente. Inoltre, sembra probabile che le persone affette da artrite psoriasica sono spesso geneticamente predisposte a farlo e hanno bisogno di qualche tipo di innesco psicologico, emotivo o fisico per innescare l'insorgenza dell'artrite esattamente come per la psoriasi.

➢ *Chi può soffrire di artrite psoriasica?*

Negli Stati Uniti si ritiene che ci sono circa un milione di persone che soffrono di artrite psoriasica, e la maggior parte delle persone che ne hanno sofferto prima, in particolare la psoriasi pustolosa.

Più comunemente, l'effetto dell'artrite psoriasica è sentito da persone che già soffrono di psoriasi e che hanno un'età compresa tra i 30 e i 50 anni. Tuttavia, non si sa che anche i bambini piccoli sviluppano l'artrite psoriasica.

Le ragazze di età compresa tra i 2 e i 4 anni sono note per soffrire di artrite psoriasica, e il momento migliore per far sì che la malattia si diffonda nei ragazzi di età compresa tra gli 11 e i 12 anni è sia per i ragazzi che per le ragazze. La cosa più preoccupante è che si sa anche che l'artrite inizia ancor prima della comparsa della psoriasi, anche se, essendo estremamente rara, non sarebbe necessariamente qualcosa di cui la maggior parte dei genitori senza una storia familiare di psoriasi dovrebbe preoccuparsi troppo.

> ### Diagnosi e riconoscimento dei sintomi dell'artrite psoriasica

L'obiettivo numero uno per chiunque sospetti di essere suscettibile all'artrite psoriasica è quello di sapere come riconoscere l'insorgenza della condizione il più presto possibile.

Naturalmente, la condizione non si chiama artrite psoriasica invano. La maggior parte delle persone che soffrono sono coloro che hanno sofferto in precedenza di psoriasi, in modo che sarebbe il primo indizio che sono sensibili alla malattia.

In secondo luogo, qualsiasi dolore inspiegabile, in particolare intorno alle articolazioni, può essere un indizio che l'artrite psoriasica è un "bersaglio" per voi. La maggior parte dei malati sono in una certa fascia di età (30-50 anni), quindi è qui che ti trovi?

È importante capire che una volta che l'artrite psoriasica comincia ad apparire, il deterioramento delle articolazioni e il corrispondente aumento del dolore può iniziare ad accelerare molto rapidamente, quindi bisogna fare qualcosa per fermare questa accelerazione.

Come la maggior parte delle persone che hanno trovato qualcuno che soffre di artrite probabilmente capire, non è una condizione particolarmente difficile da riconoscere, ma non è facile riconoscere la differenza tra i diversi tipi di artrite se non siete qualificati dal punto di vista medico. Dopo tutto, quante persone non qualificate potrebbero distinguere tra persone affette da artrite reumatoide o psoriasica?

Il punto fondamentale è che, se non si fa nulla per l'artrite psoriasica, è perfettamente fattibile che si finirà per essere in grado di non fare nulla a causa della vostra condizione. Pertanto, è imperativo che se avete qualsiasi motivo di sospettare di avere un problema, consultate al più presto un dermatologo o altro professionista medico riconosciuto.

Trattamenti medici per l'artrite psoriasica

Gli obiettivi del trattamento dell'artrite psoriasica possono essere suddivisi in tre diverse categorie. Questi sono quelli:

- ✓ Per controllare prima i sintomi;
- ✓ Oltre ad inibire e controllare i danni e le deformazioni articolari, e infine
- ✓ Per prevenire la disabilità.

Tuttavia, ogni persona affetta da artrite psoriasica è diversa e, pertanto, non esiste un unico trattamento medico che risolva i problemi di tutti. Per questo motivo, ci sono diverse formulazioni specifiche di diversi farmaci usati per trattare le persone con artrite psoriasica, ma la maggior parte di questi farmaci rientrano in una delle due categorie.

Pertanto, piuttosto che occuparsi di ogni singolo farmaco, ha più senso esaminare le due diverse classi di farmaci per spiegare perché funzionano e i possibili effetti collaterali negativi di ciascuna di esse.

Farmaci antinfiammatori non steroidei (FANS): i FANS sono farmaci che aiutano ad alleviare il dolore, alleviano la rigidità delle articolazioni e riducono il gonfiore troppo spesso associato a qualsiasi forma di artrite. Questi particolari farmaci sono molto comunemente usati da coloro che soffrono di artrite non psoriasica, e possono includere farmaci domestici come l'aspirina e l'ibuprofene.

Ovviamente, i possibili effetti collaterali del particolare FANS che state assumendo varieranno da un farmaco all'altro, ma possono includere nausea, mal di testa, vomito, diarrea, mancanza di appetito e vertigini. Possono anche stimolare la ritenzione idrica, che a sua volta può promuovere l'edema e, nel peggiore dei casi, può causare insufficienza renale o epatica, ulcere e prolungato sanguinamento interno, soprattutto dopo l'intervento chirurgico.

Farmaci antireumatici modificanti la malattia (DMARDs): L'uso di DMARDs è generalmente considerato un modo meno efficace per trattare l'artrite psoriasica perché, sebbene rallentino lo sviluppo della condizione, raramente la fermano o la invertono completamente. Inoltre, poiché in molti casi occorrono da sei a otto mesi perché il farmaco in questione abbia effetti positivi, sono generalmente considerati farmaci ad azione lenta.

Anche se non è pienamente compreso come funzionano i DMARD, è generalmente accettato che essi producono un rallentamento nella progressione dell'artrite psoriasica rallentando o comunque modificando le attività del sistema immunitario del paziente.

Tuttavia, ancora una volta, a seconda del particolare tipo di farmaci che vi vengono prescritti, dovete essere consapevoli della possibilità di effetti collaterali spiacevoli e pericolosi.

Questi includono mal di stomaco, diarrea o costipazione, nausea, vomito, vomito, mal di testa e possibilmente un'eruzione cutanea violenta. Inoltre, ci sono potenzialmente più pericolosi effetti collaterali come l'aumento della pressione sanguigna, la diminuzione della conta dei globuli bianchi (che può in parte spiegare perché sono efficaci nel trattamento di una condizione legata alla psoriasi), la perdita di capelli e una maggiore suscettibilità alle infezioni.

Come per la psoriasi stessa, non si può fare a meno di concludere che, in alcuni casi, i trattamenti che il dermatologo o l'assistente medico potrebbe consigliare possono, in alcuni casi, essere pessimi come se non fossero peggio delle condizioni mediche per le quali sono stati prescritti.

Trattamenti naturali per l'artrite soriatica

Forse non è troppo sorprendente che molti dei trattamenti naturali che si possono usare per la psoriasi possono anche essere efficaci nell'aiutare ad affrontare il gonfiore, la rigidità e i dolori articolari associati all'artrite psoriasica.

Ad esempio, è noto che l'olio dell'albero del tè applicato topicamente allevia i dolori muscolari e articolari, mentre l'aggiunta di curcuma agli alimenti o l'assunzione come integratore alimentare può aiutare ad alleviare l'infiammazione e il dolore associato a qualsiasi forma di artrite.

Tuttavia, poiché la psoriasi e l'artrite psoriasica sono due malattie molto diverse, ci sono molti altri trattamenti naturali che meritano la vostra considerazione se soffrite di artrite psoriasica che potrebbe non essere applicabile nel caso della psoriasi.

Condroitina e glucosamina:

Condroitina e glucosamina sono soluzioni naturali di solfato che puoi usare per ridurre il dolore e rallentare la progressione dell'osteoartrite, che è il deterioramento della cartilagine tra le articolazioni delle ossa. Entrambe le sostanze si trovano naturalmente nell'organismo e si ritiene che la condroitina migliori la ritenzione idrica, che a sua volta mantiene l'elasticità della cartilagine tra le ossa, mentre la glucosamina promuove la riparazione e la produzione della cartilagine.

La National Psoriasis Foundation suggerisce che ci sono pochissimi effetti collaterali con una qualsiasi di queste sostanze e che la vostra storia di sicurezza a lungo termine è ben consolidata. Tuttavia, le donne incinte o che cercano di rimanere incinte non dovrebbero prenderle, e la glucosamina è suscettibile di aumentare i livelli di zucchero nel sangue, quindi non è raccomandato per i diabetici.

Entrambi si possono trovare sotto forma di compresse nei negozi di salute, così come tutti i seguenti integratori.

S-Adenosil metionina (SAM-e): SAM-e è una versione sintetica di una sostanza chimica prodotta naturalmente da tutti gli animali. Aiuta a produrre e regolare gli ormoni e i neurotrasmettitori, che a loro volta regolano l'umore e le emozioni.

Soprattutto per chi soffre di artrite psoriasica, SAM-e partecipa alla produzione di glutatione che il fegato utilizza come parte del processo di eliminazione delle tossine (tossine che possono esacerbare sia la psoriasi che l'artrite psoriasica), aiutando nel contempo a ricostruire la cartilagine, che riduce nuovamente il dolore e l'incidenza dell'osteoartrite.

Metilsulfonilmetano (MSM): *l'*MSM, a volte indicato come dimetilsulfone, è una sostanza chimica naturale presente nei frutti, nelle piante e nei cereali che purtroppo viene distrutta dall'organismo durante la digestione degli alimenti.

Per riparare e mantenere sane le funzioni delle articolazioni e del tessuto connettivo, il corpo ha bisogno di zolfo. Di conseguenza, MSM è in grado di aiutare le persone con artrite psoriasica perché è un solfato naturale che integra i livelli spesso troppo bassi di solfato che la maggior parte delle persone hanno. È stato anche riferito che gli MSM hanno qualità antidolorifiche e la capacità di ridurre l'infiammazione, ma ci sono poche prove certe del perché questo dovrebbe essere così.

Va inoltre osservato che i dati scientifici sui benefici a lungo termine o sugli effetti collaterali dell'uso della CSM sono scarsi, per cui è opportuno utilizzarla con una certa cautela.

➢ Erbe per il trattamento dell'artrite psoriasica

Ortiche: Le ortiche si trovano quasi ovunque, ma sono comunque un vero e proprio integratore alimentare della natura. Includere le ortiche nella vostra dieta può aiutare a ridurre la pressione alta, minimizzare gli effetti peggiori dell'eczema e alleviare il dolore e il gonfiore associati ai reumatismi.

Zafferano: Lo zafferano è una fonte naturale di acido cloridrico debole che aiuta a rimuovere l'acido urico dal corpo, il che è benefico perché è l'acido urico che lega il calcio in eccesso depositato nelle articolazioni ossee con l'osso stesso. Aiuta anche a ridurre l'accumulo di acido lattico.

Estratto di manioca: Nei test condotti negli ultimi due anni, è stato suggerito che l'inclusione dell'estratto di manioca nella loro dieta ha aiutato molte persone con artrite a ridurre la gravità della loro condizione. Anche se gli integratori di estratto di manioca si trovano già nei negozi di alimenti salutari, i test sono ancora in corso. Tuttavia, finora, i risultati sembrano estremamente incoraggianti per chiunque soffra di qualsiasi forma di artrite o reumatismo.

Bogbean: *Il* Bogbean è un antico rimedio che ha dimostrato di avere importanti qualità antinfiammatorie e tonificanti, il che lo rende un trattamento ideale per una condizione artritica.

Conclusione

Come evidenziato in questo libro, anche se ci sono molti trattamenti chimici a base di farmaci disponibili sia per la psoriasi che per l'artrite psoriasica, c'è anche una vasta gamma e un gran numero di trattamenti naturali per queste due condizioni.

E come per quasi tutte le condizioni mediche, poiché la maggior parte dei trattamenti naturali hanno pochi (se non nessun effetto collaterale avverso, ha sempre senso considerare l'uso di un metodo di trattamento naturale prima di utilizzare soluzioni basate su farmaci chimici che possono curare la condizione, ma causano altri problemi nel processo di farlo.

Per chiunque soffra di psoriasi, è un fatto spiacevole che oggi non esiste una cura conosciuta per la malattia. Tuttavia, come ormai dovete capire, ci sono moltissimi trattamenti naturali che potete usare per affrontare la vostra psoriasi o, di fatto, l'artrite psoriasica che può ridurre o addirittura eliminare gli effetti peggiori della condizione.

Naturalmente, non si dovrebbe ignorare completamente i consigli medici o le raccomandazioni, soprattutto se la psoriasi o l'artrite psoriasica è particolarmente grave. In alcune circostanze, non c'è dubbio che l'intervento medico è probabilmente necessario per gestire i casi peggiori di psoriasi e artrite psoriasica, e se questo è il tuo caso, potrebbe essere necessario prendere in considerazione un consiglio medico.

Tuttavia, in molti casi, i farmaci a base di farmaci che possono essere utilizzati in modo topico o sistematico saranno automaticamente raccomandati dal vostro consulente medico, indipendentemente dalla gravità della vostra artrite psoriasica da psoriasi. In tali circostanze, le soluzioni naturali possono fornire esattamente la stessa quantità di sollievo dei prodotti farmaceutici. Pertanto, una volta che sapete che la psoriasi o l'artrite psoriasica è il vostro problema, ha sicuramente senso provare soluzioni naturali prima di tornare ai farmaci.

La psoriasi è una condizione che può essere una piaga nella tua vita, ma non deve esserlo. Altrettanto importante, è una condizione che può essere trattata in modo del tutto naturale.

Armato delle informazioni che avete letto in questo libro, è giunto il momento di iniziare a trattare la psoriasi in modo del tutto naturale.

Ora sì, vi auguro il meglio dei vostri risultati, e ricordate, tutto è pratico; la teoria senza azione non vi serve a nulla.

Un grande abbraccio, il tuo amico, Jessy!

A proposito, quando si raggiungono i risultati a poco a poco, vi consiglio vivamente, se volete imparare a fare una disintossicazione naturale completa, il mio libro, su "COME fare una completa disintossicazione naturale", è un libro che sono sicuro vi aiuterà molto sulla strada verso la "buona salute".

Senza ulteriori indugi, potete trovarlo nel motore di ricerca di Amazon, come: "Come fare una disintossicazione naturale completa" o cercando il mio nome, come: "Jessy M. Brown".... Ancora una volta vi auguro di avere successo nei vostri risultati!